BEI GRIN MACHT SICH IHR
WISSEN BEZAHLT

- Wir veröffentlichen Ihre Hausarbeit,
  Bachelor- und Masterarbeit

- Ihr eigenes eBook und Buch -
  weltweit in allen wichtigen Shops

- Verdienen Sie an jedem Verkauf

Jetzt bei www.GRIN.com hochladen
und kostenlos publizieren

Bibliografische Information der Deutschen Nationalbibliothek:

Die Deutsche Bibliothek verzeichnet diese Publikation in der Deutschen National-bibliografie; detaillierte bibliografische Daten sind im Internet über http://dnb.d-nb.de/ abrufbar.

Impressum:

Copyright © 2017 GRIN Verlag, Open Publishing GmbH
Druck und Bindung: Books on Demand GmbH, Norderstedt Germany
ISBN: 9783668541566

Dieses Buch bei GRIN:

http://www.grin.com/de/e-book/374454/ein-systematischer-vergleich-von-gesund-heitssystemen-in-deutschland

Christina Wiese, Gabriel Iff, Nadine Wiesli

Ein systematischer Vergleich von Gesundheitssystemen in Deutschland

GRIN Verlag

Inhaltsverzeichnis

1 Grundsätzliche Einordnung des Systems

Das in 16 Bundesländer aufgeteilte Deutschland war ein Pionier hinsichtlich seines Gesundheitssystems. 1883 wurde das heute immer noch in seinen Grundzügen bestehende Bismarcksche Sozialversicherungssystem eingeführt. Dazumal bestand noch keine Versicherungspflicht und „nur" rund 10 – 20 % der Bevölkerung waren versichert (Brügger, Maurer, Vogel, 2014, S. 8). Heute sind über 85 % der Bevölkerung durch eine obligatorische Krankenversicherung versichert, weitere 11% durch private Versicherer (Busse und Blümel, 2014, S. xxii).

Die Gewaltenteilung im deutschen Gesundheitswesen liegt traditionell zwischen dem Staat und den einzelnen Bundesländer. Dabei wird ein grosser Teil der Verantwortung im Rahmen der sogenannten gemeinsamen Selbstverwaltung an die verschiedenen Akteure des Gesundheitssystems delegiert. Dabei übernehmen verschiedenste korporatistische Akteure auf Zahler-und Leistungserbringerseite bis hinunter auf die Regionale Ebene verschiedenste Aufgaben wie etwa Vertragsverhandlungen über Vergütungstarife (Busse und Blümel, 2014, S. 19). Die Bundesländer können so prinzipiell alle Lücken, die das bestehende Gesetz lässt, selbst schliessen (Busse und Blümel, 2014, S.37).

Eine der Hauptcharakteristika nebst dem Versicherungsobligatorium ist die Finanzierung des Systems. Die Finanzierung geschieht hauptsächlich über einen Gesundheitsfonds, der durch die Beitragszahler und Steuerzuschüsse finanziert wird und über die selbstverwaltenden Akteure umverteilt wird.

2 Eckpunkte im Gesundheitsökonomischen „Dreieck"

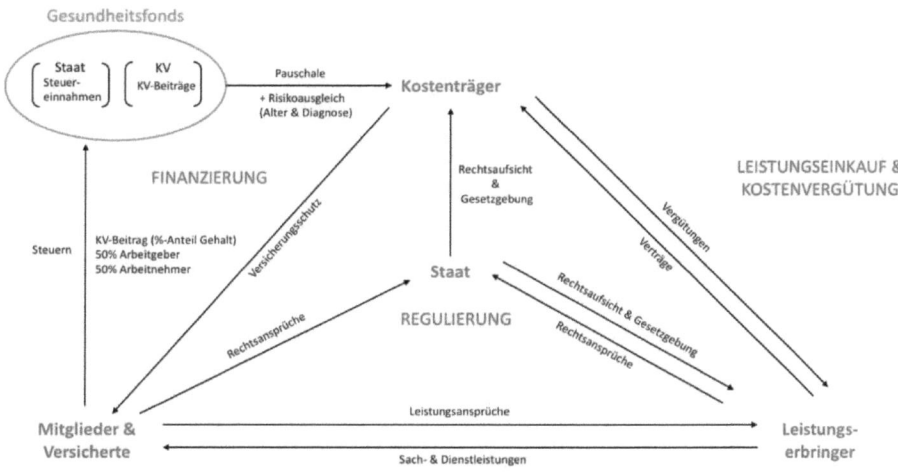

Abbildung 1: Gesundheitsökonomisches Dreieck Deutschland

2.1 Finanzierung

Deutschland gibt eine beträchtliche Summe für Gesundheitsleistungen aus, im Jahre 2012 waren es 300.4 Milliarden Euro was 11.4% des Bruttoinlandsprodukts entspricht.[1] „Im internationalen Vergleich liegt Deutschland beim Anteil der Gesundheitsausgaben am Bruttoinlandsprodukt im oberen Drittel und bei den Ausgaben je Einwohner im Mittelfeld der OECD-Staaten" (Koch-Institut, 2009, S. 38).

Die Finanzierung des Gesundheitswesens fusst auf der deutschen Sozialversicherung, welche aus der gesetzlichen Krankenversicherung (GKV), der sozialen Pflegeversicherung, der gesetzlichen Rentenversicherung und der gesetzlichen Unfallversicherung besteht. Diese Versicherungen sind Zwangsversicherungen und nach dem Sozialprinzip geregelt (Koch-Institut, 2009, S. 28). In der vorliegenden Arbeit wird sich auf die Finanzierung aus der

---

[1] Eigene Übersetzung: „Germany spends a substantial amount of its wealth on health care. According to the Federal Statistical Office, which provides the latest available data on health expenditure, total health expenditure was €300.4 billion in 2012. This corresponds to 11.4% of GDP." (Busse & Blümel, 2014, S. 107)

gesetzlichen Krankenversicherung fokussiert, da eine detailliertere Betrachtung der weiteren Bestandteile der deutschen Sozialversicherung im vorgebenden Umfang der Arbeit nicht realisierbar ist.

Für Mitglieder der gesetzlichen Krankenversicherungen gilt ein einheitlicher Beitragssatz, welcher im Jahr 2017 14,6% des Bruttoeinkommens bis zu einer Beitragsbemessungsgrenze von 57'600 Euro entspricht. Dieser Beitragssatz wird zur Hälfte vom Arbeitnehmer und zur Hälfte vom Arbeitgeber gezahlt. Gemäss dem Solidarprinzip nehmen Alter und Gesundheitszustand keinen Einfluss auf die Höhe des Beitrags (Niemann & Burghardt, 2016, S. 55). Familienangehörige ohne eigenes Einkommen sind beitragsfrei mitversichert. Die gesetzliche Krankenversicherung sorgt somit für eine Umverteilung von höheren Einkommen zu den niedrigen Einkommen und Familien (Koch-Institut, 2009, S. 28). Die Beiträge werden über die gesetzlichen Krankenkassen eingezogen und taggleich an den Gesundheitsfonds weitergeleitet, woraus dann wiederum entsprechend dem Schweregrad der Diagnosen und dem Alter der Versicherten an die Krankenkassen zurückverteilt wird (Niemann & Burghardt, 2016, S. 55). Dies nennt man den Risikostrukturausgleich, welcher dazu dient, die unterschiedlichen Risiken auf Grund von Einkommens- und Morbiditätsunterschieden der Versicherten der Kassen auszugleichen. Für Versicherte mit besonders behandlungsaufwendigen Diagnosen und somit teuren Erkrankungen werden den Krankenkassen seit der Reform 2009 höhere Finanzmittelzuweisungen zugeteilt als zuvor (Gerlinger, 2012).

„Die private Krankenversicherung orientiert sich bei ihrer Prämienkalkulation dagegen vor allem am Individual- und Risikoäquivalenzprinzip. Die Prämienberechnung erfolgt auf Basis der vereinbarten Versicherungsleistungen, des Alters und Geschlechts sowie den Vorerkrankungen jeder/jedes einzelnen Versicherten. Die Berücksichtigung des Geschlechts als Risikofaktor wurde zwischenzeitlich aufgrund eines entsprechenden Urteils des Europäischen Gerichtshofes abgeschafft" (Koch-Institut, 2009, S. 29). Die Möglichkeit zur privaten Krankenkasse zu wechseln gibt es erst ab einem Einkommen oberhalb der Versicherungspflichtgrenze oder für Beamtinnen oder Beamte (Koch-Institut, 2009, S. 33).

Das zentrale Steuerungsinstrument der Finanzierung des deutschen Gesundheitssystems bildet also der Gesundheitsfonds, der seit dem 01. Januar 2009 in Kraft ist. Wie in Abbildung 1 auf Seite 0 zu sehen, wird der Gesundheitsfonds nicht nur aus den Beiträgen zur gesetzlichen Krankversicherung gespeist sondern ebenfalls mit einem Bundeszuschuss aus Steuermitteln bezuschusst. Bereits 2012 erreichte die Höhe des Bundeszuschusses die zunächst geplante Höchstsumme von 14 Milliarden Euro jährlich. 14 Milliarden Euro entsprechen rund acht Prozent des heutigen Ausgabenvolumens der gesetzlichen Krankenversicherung. Seither hat sich der Betrag zwischen 11 und 13 Milliarden eingependelt (Gerlinger, 2012).

Neben den bruttolohnbezogenen Beiträgen von Arbeitnehmern und Arbeitgebern, und einem steuerfinanzierten Zuschuss des Bundes müssen die Leistungsempfänger noch im Rahmen von zu erbringenden Eigenleistungen einen Teil der Kosten finanzieren. Im englischsprachigen Raum hat sich für diese Form der Beteiligung der Begriff »Out-of-pocket payments« durchgesetzt. Diese Beteiligungen gestalten sich in unterschiedlichen Formen, welche hier nur exemplarisch aufgelistet werden:

- Gesetzlich fixierte Zuzahlungen gemäss § 61 des 5. Sozialgesetzbuches: Dies betrifft z.B. Medikamente sowie Heil- und Hilfsmittel und Krankenhausaufenthalte. Diese Zuzahlungen betragen mindestens 5€ und sind auf maximal 10€ gedeckelt. Gleichzeitig wird eine jährliche Belastungsgrenze nicht überschritten.
- Leistungen wie z. B. die Versorgung mit Zahnersatz durch die gesetzliche Krankenversicherung haben eine gesetzlich fixierte finanzielle Obergrenze. Liegen die tatsächlichen Kosten über dieser Grenze, so müssen die Versicherten diese Kosten aus eigener Tasche übernehmen.

Zuzahlungen zu den Versicherungsleistungen der gesetzlichen Krankenversicherung werden in Form von festen Euro-Beträgen oder als prozentuale Anteile an den Kosten gezahlt (Koch-Institut, 2009, S. 35-36).

Die Verwendung der Mittel werden im Kapitel 2.2. *Leistungseinkauf und Kostenvergütung* vorgestellt.

2.2 Leistungseinkauf und Kostenvergütung

2.2.1 Krankenhausfinanzierung

Im Jahre 1972 wurde in Deutschland das Krankenhausfinanzierungsgesetz (KHG) eingeführt. Seither werden das deutsche Gesundheitswesen und seine Krankenhäuser nach einem dualen Prinzip finanziert. Dies bedeutet, dass die Investitionen in den Krankenhäusern durch die Länder finanziert werden und die laufenden Betriebskosten durch die GKV und durch die private Krankenversicherung (PKV), sowie durch Entgelte der Selbstzahler (Balmberger und Hohls, 2014). Diese beiden Finanzierungsströme werden in Abb. 2 kurz visualisiert.

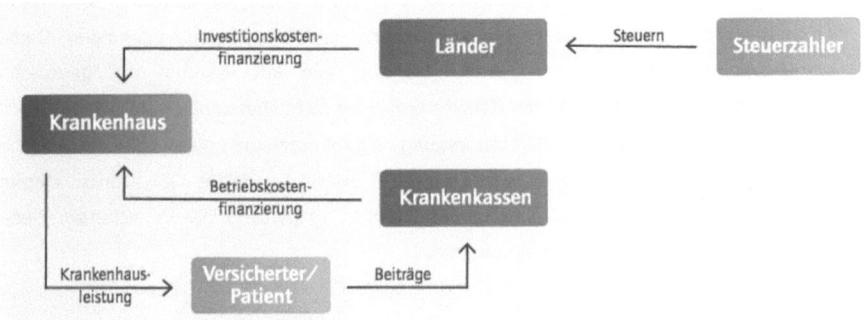

Abbildung 2: Grundsätze der Krankenhausfinanzierung

2.2.1.1 Betriebskosten

Zur Betriebskostenfinanzierung finden jährliche Verhandlungen zwischen Krankenhaus und Krankenkassen (GKV und PKV) statt, in denen das Jahresbudget für vollstationäre und teilstationäre Leistungen im Folgejahr festgelegt wird. Ähnlich wie in der Schweiz, werden stationär erbrachte, medizinische Leistungen ebenfalls pro Bedarfsfall abgerechnet, sprich im Rahmen des Fallpauschalen-Systems DRG (Diagnosis Related Groups) welches im Jahre 2003 eingeführt wurde. Die gesetzliche Grundlage bildet das Sozialgesetzbuch (SGB) sowie das Krankenhausentgeltgesetz (KHEntgG). Die DRGs werden ebenfalls aus einem Basisfallwert und einem Relativgewicht berechnet. Das Relativgewicht wird dabei jährlich vom Institut für das Entgeltsystem im Krankenhaus (InEK) kalkuliert. Der Basisfallwert wird bei den jährlichen Budgetverhandlungen zwischen Krankenkassen und Krankenhäusern individuell festgelegt. Die vom InEK kalkulierten Bewertungsrelationen für jede DRG werden in der Fallpauschalenvereinbarung (FPV) festgehalten und dienen in den Verhandlungen des Jahresbudgets als Orientierungspunkt (Brost, 2010). In einigen streng begrenzten Ausnahmefällen wie beispielsweise aufwändige Arzneimittel oder Leistungseinheiten wie Dialyse, welche eine sachgerechte Vergütung erfordern, kann ergänzend zu der Fallpauschale ein Zusatzentgelt beansprucht werden. Da sich das vorab ausgehandelte Jahresbudget hinsichtlich der aufgewendeten Leistungen eines Krankenhauses abweichen kann, erfolgt im Folgejahr ein Erlösausgleich durch die Krankenkassen (Balmberger und Hohls, 2014).

Wie erwähnt, erfolgt die Vergütung der stationären Leistungen gemäss KHEntgG mittels Jahresbudget basierend auf DRG. Neben dieser Vergütungssystematik besteht in Deutschland jedoch noch die Vergütung voll- und teilstationärer Leistungen in psychiatrischen und psychosomatischen Krankenhäusern. Diese Vergütung basiert auf dem 2012 beschlossenen Psychiatrie-Entgeltgesetz (PsychEntgG) und wird „pauschalierendes Entgeltsystem Psychiatrie und Psychosomatik" kurz „PEPP" genannt. Hierbei erfolgt die Vergütung und Abrechnung via tagesbezogenen Kostenkalkulationen (Institut für das Entgeltsystem im Krankenhaus, 2012).

2.2.1.2 Investitionen

Der zweite Finanzierungsstrang bildet die Investitionskostenfinanzierung. Gemäss dem KHG hat ein Krankenhaus einen Rechtsanspruch auf staatliche Förderung für Investitionen, wenn es im Krankenhausplan des entsprechenden Bundeslandes aufgeführt ist. Wünscht ein Krankenhaus Investitionen im Rahmen eines Neubaus, bedarf es einer zusätzlichen Aufnahme in den Investitionsplan des Bundeslandes (AOK, 2017).

Die Investitionskostenfinanzierung setzt sich zusammen aus: Einzelförderung, Pauschalförderung, Leistungspauschale und Grundpauschale. Im Rahmen der Einzelförderung werden beispielsweise langfristige Investitionen, Neubauten und Sanierungsmassnahmen vergütet. Wobei im Rahmen der Pauschalförderung dem Krankenhaus ein jährlicher Fixbetrag zugewiesen wird, der für Instandhaltungsmassnahmen vorgesehen ist. Die Leistungspauschale kommt dann zum Zuge, wenn ein Krankenhaus mehr Patienten behandelt als vorgesehen, oder wenn es sehr kostenintensive Klinikbereiche hat. In diesem Falle bekommt es auch mehr Geld vom Bundesland. Die Grundpauschale kann beispielsweise bei enormen Vorhaltekosten, aber auch bei Investitionen in die Ausbildung erhöht werden (Bundesministerium für Gesundheit, 2017b).

2.2.2 Ambulanter Bereich

2.2.2.1 Vergütung ambulanter Leistungen von Vertragsärzten

Für die Vergütung der im ambulanten Bereich tätigen Vertragsärzte sowie Psychologen und Psychotherapeuten besteht ein eigenes Verfahren ausserhalb der stationären Vergütung. Drei Elemente sind dabei von grundlegender Bedeutung: Die Gesamtvergütung, der einheitliche Bewertungsmassstab (EBM) sowie der Honorarverteilungsmassstab (HVM).

Die Gesamtvergütung ist ein fester Betrag, der von den Krankenkassen an die jeweilige Kassenärztliche Vereinigung (KV) mit befreiender Wirkung entrichtet wird (bpb, 2017a). Mit diesem fixen Budget werden die Versicherten „gedeckelt" versorgt. Das heisst die Vertragsärzte müssen mit diesem Betrag auskommen. An der Schnittstelle zwischen den Vertragsärzten und den KVs steht der EBM. Der EBM ist ein Verzeichnis aller einzelnen Vertragsärztlichen Leistungen, die abgerechnet werden können. Die Leistungen sind mit Punktwerten versehen auf deren Basis das Ärztliche Honorar berechnet wird. Ausbezahlt wird das Honorar dann von der KV an den Arzt entrichtet (bpb, 2017a).

Um Fehlsteuerungen beziehungsweise Fehlanreize und nicht erwünschte Auswirkungen der bis hier beschriebenen Vergütung zu verhindern, wurde der HVM als Verteilungsmechanismus eingeführt. Damit soll unter anderem auch gewährleistet werden, dass alle Ärzte ein angemessenes und stabiles Honorar erhalten und einem Zerfall der Punktewerte durch Überbeanspruchung leicht vermehrbarer Leistungen vorgebeugt werden (bpb, 2017a). Beispielsweise muss im Rahmen des HVM die Vergütung von haus- und spezialärztlicher Leistung separat vergütet werden. Ein weiteres und zentrales Konzept das der Mengensteuerung dient, ist die Regelvolumina (RLV). Darin werden Leistungsmengen auf Ebene von Arztgruppen definiert, zum Beispiel Hautärzten, die dem durchschnittlichen Behandlungsbedarf ihrer Patienten entsprechen. Die Ärzte werden dann bis zum Maximum der Leistungsmenge vergütet, alles darüber hinaus hat einen tieferen Punktewert. Dabei hängt die Höhe der von der Krankenkasse bezahlten Gesamtvergütung auch von der Morbidität der Versicherten ab (bpb, 2017a).

2.2.2.2 Vergütung der ambulanten Pflegeleistungen

Die Vergütung der ambulanten Pflege hängt von zwei Faktoren ab. Zum einen vom Leistungskatalog: Dieser bewertet die einzelnen Pflegeleistungen mit einem Punktesystem. Der zweite Faktor ist der Punktewert in Euro. Das Punktesystem variiert von Bundesland zu Bundesland. Auch die Punktewerte werden einzeln zwischen jedem Pflegedienst und der zuständigen Pflegekasse ausgehandelt. Die Pflegekassen sind die Träger der Pflegeversicherung und jeweils den Krankenkassen angeschlossen. Das Thema Pflege ist weitgehend im sechsten Teil des Sozialgesetzbuches (SGB VI) geregelt (Deutscher Pflegering, 2017).

2.3 Medizinische Versorgung

Die deutsche Gesundheitsversorgung basiert auf dem Bismarck`schen Modell der Sozialversicherung. Darin gilt für Patientinnen und Patienten generell die freie Arztwahl. Im Gegenzug sind Vertragsärzte zur Behandlung jeder GKV-Versicherten Person verpflichtet. Dadurch ist der Zugang zum deutschen Gesundheitswesen frei und wird prinzipiell nicht gesteuert. Jedoch gilt die Ausnahme bei Ärzten, welche keinen Vertrag mit einem Kostenträger haben. Diejenigen dürfen Patientinnen und Patienten welche lediglich GKV und nicht privatversichert sind, jederzeit ablehnen und sich nur auf privatversicherten Personen fokussieren (Busse und Blümel, 2014).

2.3.1 Versorgungssystem

Ein wichtiges Merkmal des deutschen Gesundheitssystems bildet, gemäss dem Health System Review über das deutsche Gesundheitssystem, die klare institutionelle Trennung zwischen

- öffentlichen Gesundheitsdiensten,
- primärer und sekundärer ambulanter Gesundheitsversorgung und
- stationärer Versorgung.

Die Unterscheidung zwischen ambulantem und stationärem Sektor bezieht sich einerseits auf die erbrachte Leistung, andererseits unterscheiden sie sich im Wesentlichen in der Art und Weise ihrer Finanzierung (Busse und Blümel, 2014).

2.3.1.1 Öffentliche Gesundheitsdienste

Während sich die spezifischen Aufgaben der öffentlichen Gesundheitsdienste und die Ebenen, in denen sie durchgeführt werden, von Land zu Land unterscheiden, umfassen sie in der Regel Tätigkeiten, die sowohl mit den Souveränitätsrechten des Landes als auch mit der Betreuung von ausgewählten Gruppen verbunden sind. Beispiele dafür sind die Überwachung von übertragbaren Krankheiten, Gesundheitsberichterstattung oder Hygieneüberwachung. Diese Dienstleistungen werden von rund 350 öffentlich-rechtlichen Gesundheitsämtern in ganz Deutschland gewährleistet (Gesundheitsinformation.de, 2016, S. 4-6).

2.3.1.2 Ambulante Gesundheitsdienste

Die ambulante Gesundheitsversorgung wird vor allem von privaten gemeinnützigen Anbietern wie Ärzten, Zahnärzten, Apothekern, Physiotherapeuten, Sprach- und Sprachtherapeuten, Ergotherapeuten, Podologen und technischen Berufen angeboten. Die Niederlassungsfreiheit der Ärzte, freie Arztwahl der Patienten, die Bedarfsplanung und Zulassungsbegrenzung, eine Gliederung in hausärztliche und fachärztliche Versorgung sowie die gemeinsame Selbstverwaltung durch die Kassenärztliche Vereinigung und Krankenkassen sind nur einige strukturelle Merkmale der ambulanten ärztlichen Versorgung in Deutschland (Amelung, 2009, S. 29-31).

Dabei darf das ambulante Behandlungsfeld welches in Kliniken angeboten wird jedoch nicht vernachlässigt werden. Seit 2004 ist die Zahl der ambulanten Operationen gestiegen. Der Deutsche Krankenhausverband, die kassenärztliche Vereinigung und der Bundesverband der Krankenkassen verhandeln regelmäßig den Katalog der ambulanten chirurgischen Eingriffe, für die die ambulante Chirurgie entweder obligatorisch oder möglich ist. Die Version 2009 enthielt deutlich mehr als 2000 Verfahren. Im Jahr 2004 erhöhte sich die Anzahl der behandelten Patienten im Vergleich zum Vorjahr um 60%, gefolgt von einem Anstieg im Jahr

2005 um 16% und einem Anstieg der Folgejahre um rund 9% (Bundeszentrale für politische Bildung, 2017c).

2.3.1.3 Stationäre Gesundheitsdienste

Die stationäre Versorgung im Rahmen der GKV lässt sich in zwei große Bereiche gliedern: den Bereich der Krankenhausversorgung und den Bereich der stationären medizinischen Rehabilitation.

Erkrankt eine GKV versicherte Person akut und benötigt eine medizinische Überwachung, hat diese unmittelbaren gesetzlichen Anspruch auf eine Behandlung in einem zugelassenen Krankenhaus. Das Krankenhaus hat vorab jedoch den Auftrag zu prüfen, ob das Behandlungsziel nicht durch vor-, nach- oder teilstationäre Behandlung oder durch ambulante Behandlung erreicht werden kann (Sozialgesetzbuch, S.2, § 39 Abs. I). Der Aufnahme zur stationären Behandlung in ein Krankenhaus geht grundsätzlich eine Überweisung durch eine niedergelassene Ärztin oder einen niedergelassenen Arzt voraus. Ohne Überweisung haben normalerweise nur Notfälle und Privatpatientinnen und -patienten Zugang zum Krankenhaus. Der Patientin/Dem Patienten steht dabei die Wahl des Krankenhauses grundsätzlich frei; eine freie Arztwahl innerhalb des Krankenhauses besteht jedoch nicht.

Die Behandlung durch ein Krankenhaus im Rahmen der GKV darf von den Krankenkassen nur genehmigt werden, wenn das entsprechende Krankenhaus für eine solche Versorgung zugelassen ist. Dazu zählen:

- Hochschulkliniken;
- Plankrankenhäuser, die in den Krankenhausplan eines Landes aufgenommen worden sind;
- Vertragskrankenhäuser, die einen Versorgungsvertrag mit den Krankenkassen abgeschlossen haben.

Im deutschen Versorgungssystem bestehen unterschiedliche Abstufungen in Bezug auf die einzelnen Institutionen. Häuser mit weniger als 200 Betten gewährleisten in der Regel die Grundversorgung, während Häuser mit 200 bis 500 Betten eine Regel- und Schwerpunktversorgung anbieten und über eine Intensivstation verfügen. Kliniken mit über 500 Betten sind hochspezialisiert und stellen eine Maximalversorgung, oft in Notsituationen sicher.

Die Betreibung der Kliniken erfolgt durch unterschiedliche Akteure. Darunter öffentliche Kliniken, betrieben durch Bundesländer, freigemeinnützige Kliniken welche von Kirchen oder Wohlfahrtsverbänden betrieben werden, oder aber auch Kliniken mit privaten Trägerschaften (Bundeszentrale für politische Bildung, 2017c).

2.3.2 Leistungskatalog

Der Leistungskatalog zeigt das gesamte Spektrum der von den Krankenkassen bezahlten Gesundheitsleistungen auf. Enthalten sind ausdrücklich formulierte Ausschlüsse über Leistungen, die von den Krankenkassen nicht übernommen werden dürfen.

Durch Festlegungen zum Umfang des Leistungskatalogs werden gleichzeitig Entscheidungen über den Solidargehalt der GKV getroffen: Alles, was von der Leistungspflicht der GKV ausgeschlossen ist, muss aus eigener Tasche bezahlt werden. Das bedeutet unter Umständen auch: Wer es sich nicht leisten kann, muss darauf verzichten (Bundeszentrale für politische Bildung, 2017d).

2.4 *Regulierung (Governance)*

Im Gegensatz zum zentral verwalteten National Health System, wie beispielsweise in Grossbritanien, basiert das deutsche Gesundheitssystem auf dem Prinzip der gemeinsamen Selbstverwaltung (Guth und Porter, 2012, S. 67). Verschiedene Organisationen sichern dabei die medizinische Versorgung durch gemeinsame Zusammenarbeit. Durch die Delegation verschiedener Verantwortungsbereiche und Aufgaben an verschiedene Trägerschaften wird der Staat entlastet (Reimbursment Institute, 2017). Die Regulierung findet zum einen auf Bundesebene statt, zum anderen aber auch auf Ebene des einzelnen Bundeslandes.

2.4.1 Das Bundesministerium für Gesundheit

Im Rahmen des Grundgesetzes führt das Bundesministerium für Gesundheit (BMG) verwaltungsmässige und gesetzgeberische Aufgaben auf Bundesebene durch. In erster Linie arbeitet das BMG Gesetzesentwürfe zuhanden des Bundesrates und des Bundestages aus und entwirft Rechtsverordnungen und Verwaltungsvorschriften. Ausserdem führt das BMG die Aufsicht über die bundesunmittelbaren Gremien und Verbände der gemeinsamen Selbstverwaltung (bpb, 2017b).

Weiter unterstehen dem BMG verschiedene Behörden und Institutionen. Diese befassen sich mit übergeordneten gesundheitlichen Fragen wie etwa den Zulassungen von medizinischen Leistungen und Heilmittel (Gesundheitsinformation.de, 2017).

2.4.2 Der Gemeinsame Bundesauschuss (G-BA)

Laut Guth und Porter (2012, S. 67) ist der G-BA das wichtigste respektive das oberste Beschluss-Gremium der gemeinsamen Selbstverwaltung. Er besteht aus fünf Vertretern der Krankenkassen, fünf der Leistungserbringer und aus drei unabhängigen Vertretern. Eines seiner Aufgabengebiete ist die detaillierte Ausarbeitung des Ordnungsrahmens der durch das BMG und den Bundestag gesteckt wird (Guth und Porter, 2012, S. 67). Eine weitere Aufgabe des G-BAs besteht darin, den Leistungskatalog des GKV-Systems zu verwalten beziehungsweise über Änderungen zu entscheiden. Zusätzlich ist der G-BA daran beteiligt den zukünftigen Leistungsbedarf des Gesundheitssystems zu planen und Anforderungen an das Qualitätsmanagement der Leistungserbringer festzulegen (Guth und Porter, 2012, S. 67).

Die Anzahl zugelassener, in privaten Praxen praktizierender Ärzte wird durch den G-BA genauestens gesteuert. Ursprünglich wollte man dadurch sicherstellen, dass Spezialisten auch in ländlichen Gegenden vorhanden sind. Heute hingegen wird so laut Busse und Blümel (2014, S. 84) versucht eine Überversorgung durch Spezialisten zu verhindern und eine genügende Versorgung durch Allgemeinärzte sicherzustellen beziehungsweise einer Unterversorgung vorzubeugen. Auch bei der Planung des Pflegepersonals in Spitäler nimmt der Staat regulatorisch Einfluss (Busse und Blümel, 2014, S. 84).

Obschon der G-BA durch das BMG beaufsichtigt wird, bleibt er eine eigenständige juristische Person des öffentlichen Rechtes und ist keine nachgelagerte Behörde des BMG (Reimbursment Institute, 2017).

2.4.3 Korporatismus im deutschen Gesundheitssystem

Im Rahmen der gemeinsamen Selbstverwaltung finden sich im deutschen Gesundheitssystem korporatistische Akteure, die unmittelbar durch den Staat in die Regulierung des Gesundheitswesens eingebunden sind. Dabei treten Verbände von Leistungserbringer und Leistungsträger wie beispielsweise die Kassenärztliche Vereinigung (KV) oder der GKV-Spitzenverband oder die Spitzenorganisation der Krankenhausgesellschaften als wichtige Akteure auf. Diese können im Rahmen der gesetzlichen Vorschriften eigenständig agieren (Der-Querschnitt.de). Auf der Seite der Leistungserbringer sind die 17 Landesweiten Kassenärztlichen Vereinigungen in ihrer korporatistischen Rolle beispielsweise für die Sicherung und geografischen Verteilung der ambulanten Versorgung zuständig (Busse und Blümel, 2014, S. 76).

2.4.4 Regulierung auf Landesebene

Das deutsche Gesundheitssystem weist insofern föderalistische Eigenschaften aus, dass die Landesministerien für Gesundheit der einzelnen Bundesländer selbst regeln können, was der Bund nicht vorgibt (bpb, 2017b). Die Landesgesundheitsministerien planen die Krankenhäuser und die damit verbundenen Investitionen, wie etwa Gebäude und Grossgeräte. Zusätzlich beaufsichtigen sie die Akteure der Selbstverwaltung auf Landesebene wie etwa die Kassenärztlichen Vereinigungen oder die Landesverbände der Krankenkassen (BGM, 2017).

Die Landesgesundheitsminister treten einmal jährlich zur Gesundheitsministerkonferenz der Länder zusammen (bpb, 2017b).

2.4.5 Regulierung medizinischer Produkte und Leistungen

Das Bundesinstitut für Arzneimittel und Medizinprodukte (BfArM) regelt die Zulassung und Registrierung von Arzneimitteln und Medizinprodukten und führt klinische Prüfungen durch. Das Paul-Ehrlich-Institut befasst sich mit der Zulassung und klinischen Prüfungen von biomedizinischen Arzneimittel und Impfstoffen. Das Institut für Qualität Wirtschaftlichkeit im Gesundheitswesen (IQWiG) bewertet Diagnose- und Therapieverfahren Kosten und Nutzen von Arzneimitteln und Behandlungsprogrammen und hochwertigen Patienteninformationen. Die genannten Institute unterliegen alle der Aufsicht des BMG und leisten gleichzeitig Unterstützung bei der Ausarbeitung des Leistungskataloges des G-BA (Gesundheitsinformation.de, 2017).

2.4.6 Das Sozialgesetzbuch

Eines der wohl grundlegendsten Gesetze im Deutschen Gesundheitssystem ist der fünfte Teil des Sozialgesetzbuches (SGB V). SGB V ist das Buch über die gesetzliche Krankenversicherung. In 13 Kapitel werden sämtliche Themengebiete von der Solidarität und Eigenverantwortung über die Finanzierung bis hin zum Datenschutz geregelt (dejure.org).

3 Fazit

3.1 Wichtigste Elemente des Systems

Das deutsche Gesundheitssystem finanziert sich zu überwiegenden Anteilen aus den Beträgen der Arbeitgeber und Arbeitnehmer und wird aus Steuermitteln bezuschusst. Der Vorteil des Systems ist der umfassende Leistungskatalog, welche auch Zahnärztliche Leistungen umfasst. Ausserdem ist die finanzielle Belastung über die Beiträge hinaus sehr begrenzt. Es besteht freie Arztwahl und Kontrahierungszwang.

Im Rahmen der gemeinsamen Selbstverwaltung finden sich im deutschen Gesundheitssystem korporatistische Akteure, die unmittelbar durch den Staat in die Regulierung des Gesundheitswesens eingebunden sind. Das deutsche Gesundheitssystem weist insofern föderalistische Eigenschaften aus, dass die Landesministerien für Gesundheit der einzelnen Bundesländer selbst regeln können, was der Bund nicht vorgibt (bpb, 2017b).

3.2 Internationaler Vergleich

Im internationalen Vergleich bietet das deutsche Gesundheitssystem einen der umfassendsten Leistungskataloge und eine sehr hohe Versorgungsqualität. All das während der Anteil der Gesundheitsausgaben am Bruttoinlandsprodukt im oberen Drittel und bei den Ausgaben je Einwohner im Mittelfeld der OECD-Staaten liegt. Darüber hinaus ist die Kostenbeteiligung der Versicherten sehr moderat und immer mit Höchstbemessungsgrenzen gedeckelt.

Dennoch bleibt eine der grössten Herausforderungen für das deutsche Gesundheitssystem die bestehende Teilung zwischen der gesetzlichen und privaten Krankenversicherung. Nach wie vor gibt es hier grosse Unterschiede hinsichtlich Risikopooling sowie Finanzierung, Zugang und Vorsorge (Busse & Blümel, 2014, S. 281-282).

3.3 Wichtigste Unterschiede zum System Schweiz

Die wichtigsten Unterschiede zum System Schweiz lassen sich in den folgenden Übersichtspunkten darstellen:

- Im deutschen Gesundheitssystem gibt es keine Franchise oder Selbstbeteiligung, aber Zuzahlung für z.B. Medikamente und Hilfsmittel, Rehabilitation, Krankenhausaufenthalte und Fahrtkosten. Für alle Zuzahlungen eines Kalenderjahres gilt ein individueller Maximalbetrag, die so genannte „Belastungsgrenze" welche im § 62 Sozialgesetzbuches geregelt ist. Die genauen Regelungen zu den Zuzahlungen finden sich im § 61 des Sozialgesetzbuches.
- Die Krankenversicherungsprämie ist abhängig vom Bruttoeinkommen. Es gilt ein allgemeiner einheitlicher Beitragssatz von 14,60%, welcher zu gleichen Teilen vom Arbeitgeber und vom Arbeitnehmer gezahlt wird. Übersteigt das Gehalt die Beitragsbemessungsgrenze von 57'600 Euro, wird nur dieser Betrag zur Veranschlagung der Prämie herangezogen.
- Es existiert eine so genannte „Versicherungspflichtgrenze". Dies bedeutet, dass erst ab einer Gehaltsgrenze (Jahresgrenze 2017: 57.600,00 €) in die private Krankenversicherung gewechselt werden kann. Beamte, Selbständige, Studenten und Freiberufler können ohne weitere Bedingungen in die PKV eintreten.

Abbildungsverzeichnis

4 Literaturverzeichnis

Amelung, V. E., 2009. Das deutsche Gesundheitswesen im Überblick. Hannover: Medizinische Hochschule.

AOK. Die Gesundheitskasse. Bundesverband (2017). Krankenhausfinanzierung. Abgerufen von http://aok-bv.de/lexikon/k/index_00437.html

Balmberger, T., & Hohls, J. (2014). Grundsätze der Krankenhausfinanzierung. Bremen: BAB Institut für betriebswirtschaftliche und arbeitsorientierte Beratung. S.1-7

Brost, H. (2010). Vom Code zur Rechnung. kurzer Leitfaden zum DRG-System. 7. Auflage. Achen: Universitätsklinikum. S.1-7

Brügger, U., Maurer, M., Vogel H. (2014). Health systems formation between market liberalism and social etatism. Winterthur, Zürich University of applied Sciences, School of Management and Law

Busse, R., Blümel, M. (2015). Germany: Health System review. 1. Auflage. Copenhagen: European Observatory on Health Systems and Policies.

Bundesministerium für Gesundheit (BMG), (2017a). Das Gesundheitssystem. Abgerufen von https://www.bundesgesundheitsministerium.de/fileadmin/Dateien/5_Publikationen/Ministeriu m/Plakat_Schaubild_Das_Gesundheitssystem.pdf

Bundesministerium für Gesundheit (BMG), (2017b). Abrechnung stationärer Krankenhausleistungen. Abgerufen von https://www.bundesgesundheitsministerium.de/themen/krankenversicherung/stationaere-versorgung/leistungsabrechnung.html

Bundeszentrale für politische Bildung (bpb), (2017a). Finanzierung und Vergütung vertragsärztlicher Leistungen in der gesetzlichen Krankenversicherung. Abgerufen von http://www.bpb.de/politik/innenpolitik/gesundheitspolitik/72616/verguetung-vertragsaerztlicher-leistungen?p=all

Bundeszentrale für politische Bildung (bpb), (2017b). Staatliche Akteure. Abgerufen von http://www.bpb.de/politik/innenpolitik/gesundheitspolitik/72726/staatliche-akteure?p=0

Bundeszentrale für politische Bildung (bpb), (2017c). Struktur und Inanspruchnahme. Abgerufen von ttp://www.bpb.de/politik/innenpolitik/gesundheitspolitik/72646/strukturen-und-inanspruchnahme

Bundeszentrale für politische Bildung (bpb), (2017d). Der Leistungskatalog oder Wie weit soll die Solidarität gehen?. Abgerufen von http://www.bpb.de/politik/innenpolitik/gesundheitspolitik/72368/leistungskatalog

dejure.org, (2017). Fünftes Buch Sozialgesetzbuch – Gesetzliche Krankenversicherungen. Abgerufen von https://dejure.org/gesetze/SGB_V

Der-Querschnitt.de, (2017). Das Gesundheitssystem und seine Akteure. Abgerufen von https://www.der-querschnitt.de/archive/15189

Deutscher Pflegering, (2017). Kosten ambulanter Pflegedienste. Abgerufen von https://www.pflegering.de/glossar/kosten-ambulanter-pflegedienst/

Gerlinger, T. (2012). Bundeszentrale für politische Bildung. Von http://www.bpb.de/politik/innenpolitik/gesundheitspolitik/143892/funktionsweise-des-gesundheitsfonds abgerufen

Gesundheitsinformation.de, (2016). Gesundheitsversorgung in Deutschland. Köln: IQWiG Institut für Qualität und wirtschaftlichkeit im Gesundheitswesen

Gesundheitsinformation.de, (2017). Das deutsche Gesundheitssystem. Abgerufen von https://www.gesundheitsinformation.de/das-deutsche-gesundheitssystem.2698.de.html?part=einleitung-co

Guth, C., Porter, M.E. (2012). Chancen für das Deutsche Gesundheitssystem. 1. Auflage. Heidelberg: Springer Gabler.

Institut für das Entgeltsystem im Krankenhaus GmbH – InEK (2012). PEPP – Pauschalierendes Entgeltsystem Psychiatrie/Psychosomatik. Definitionshandbuch. Version 2012/2013. Siegburg, Germany. S. 1-14

Koch-Institut, R. (2009). Ausgaben und Finanzierung des Gesundheitswesens. Berlin: Gesundheitsberichterstattung des Bundes.

Niemann, T., & Burghardt, T. (2016). Einführung in das deutsche Gesundheitswesen. Management Gesundheitssystem, S. 54-57.

Reimbursment Institute, (2017). Gemeinsame Selbstverwaltung. Abgerufen von https://reimbursement.institute/glossar/gemeinsame-selbstverwaltung/

Sozialgesetzbuch (SGB) Fünftes Buch (V), (1988). Gesetzliche Krankenversicherung. Abgerufen von https://www.gesetze-im-internet.de/sgb_5/

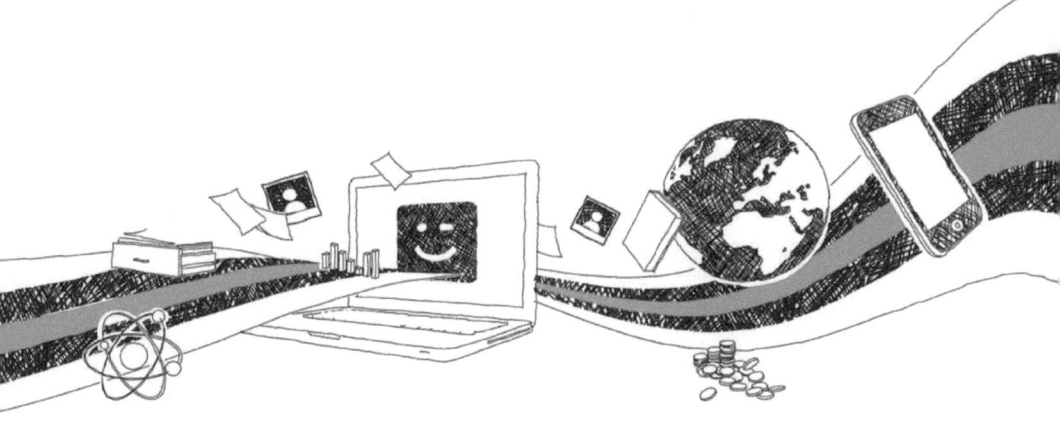
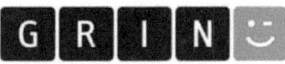